全国伤害监测数据集
（2023）

中国疾病预防控制中心慢性非传染性疾病预防控制中心◎主编

科学技术文献出版社
SCIENTIFIC AND TECHNICAL DOCUMENTATION PRESS
·北京·

图书在版编目（CIP）数据

全国伤害监测数据集. 2023 / 中国疾病预防控制中心慢性非传染性疾病预防控制中心主编. -- 北京：科学技术文献出版社，2025.5. -- ISBN 978-7-5235-2460-2

Ⅰ. R115

中国国家版本馆 CIP 数据核字第 2025XH9384 号

全国伤害监测数据集（2023）

策划编辑：崔 静 钱一梦 责任编辑：李 蕊 钱一梦 责任校对：张永霞 责任出版：张志平

出 版 者	科学技术文献出版社	
地 址	北京市复兴路15号 邮编 100038	
出 版 部	（010）58882952，58882087（传真）	
发 行 部	（010）58882868，58882870（传真）	
官 方 网 址	www.stdp.com.cn	
发 行 者	科学技术文献出版社发行 全国各地新华书店经销	
印 刷 者	中煤（北京）印务有限公司	
版 次	2025年5月第1版 2025年5月第1次印刷	
开 本	710×1000 1/16	
字 数	38千	
印 张	3	
书 号	ISBN 978-7-5235-2460-2	
定 价	15.00元	

全国伤害监测数据集（2023）

编写委员会

主　编　吴　静　段蕾蕾

副主编　汪　媛　叶鹏鹏

编　委（以姓氏拼音为序）

陈思怡　邓　晓　耳玉亮　纪翠蓉

金　叶　金妙淑　李　响　赵盼盼

前　言

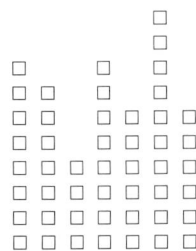

　　伤害是全球第三位主要死因，伤害所造成的疾病负担占全球疾病负担的10.2%，是各国面临的一个重要的公共卫生问题。在我国，伤害是人群第五位死亡原因，每年需急诊和住院治疗的伤害患者超过2000万人，导致了巨大的疾病负担。

　　收集伤害基础性信息是伤害预防与控制的基础，持续、稳定、良好运转的伤害监测系统是收集伤害基础性信息的最佳途径。全国伤害监测系统是我国伤害信息收集领域中的一项开创性的工作。2003—2005年，中国疾病预防控制中心慢性非传染性疾病预防控制中心（以下简称"中国疾控中心慢病中心"）以世界卫生组织《伤害监测指南》为依据，结合我国的具体情况，在全国11个省市开展了伤害监测试点工作，深入探索了在我国开展以医院为基础的伤害监测工作的可行性及相应的工作模式，并对监测结果进行了分析和总结。鉴于伤害监测试点工作取得的成功经验及伤害相关信息收集工作的紧迫性，卫生部于2005年8月下发了《卫生部办公厅关于开展全国伤害监测工作的通知》，明确了全国伤害监测系统的主要目的、工作方法、管理模式及各级职责。全国伤害监测工作于2006年1月在全国36个省、市、自治区、直辖市、计划单列市（不包括港澳台地区）的43个监测点（县/区）的126家监测医疗卫生机构全面展开。2015年7月，为进一步拓展和完善全国伤害监测系统，全国伤害监测系统监测点（县/区）扩增至84个，监测医疗卫生机构增至252家。2019年5月，国家卫生健康委疾病预防控制局印发《重大疾病与健康危害因素监测项目（疾控部分）工作方案（2019版）》，全国伤害监测系统监测点（县/区）扩增至100个，监测医疗卫生机构增至300家。2022年9月，国家疾病预防控制局印发《全国学生常见病和健康影响因素监测与干预工作方案（2022年版）和全国伤害监测项目工作方案（2022年版）》，全国伤害监测系统监测点（县/区）扩增至109个，监测医疗卫生机构增至310家。

　　本数据集是对2023年全国伤害监测系统上报病例的汇总和分析，正文部分分为四章，第一章概述，主要包括全国伤害监测系统简介、数据报告流程，以及数据基本情况；第二章至第四章为数据表格，分别介绍人口学特征、伤害事件基本情况、伤害相关临床特征。

　　全国伤害监测系统的正常运转得到了各省（自治区、直辖市）及计划单列市卫生行政部门及疾病预防控制机构的大力支持。在此，向为全国伤害监测工作及撰写本数据集付出努力的全体同人表示由衷的感谢！

编　者

2025年2月

目 录

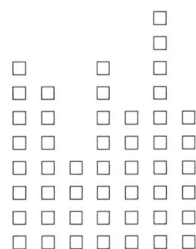

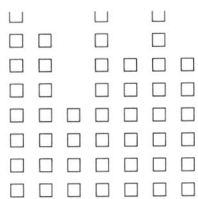

第一章

概述

一、全国伤害监测系统简介

全国伤害监测系统是以医院为基础的伤害监测系统，通过收集监测医疗卫生机构急、门诊室就诊的伤害病例，反映急、门诊就诊伤害病例的基本情况和变化趋势。该系统是我国伤害信息收集系统的重要组成部分，可以描述我国伤害的流行情况，为制定伤害预防与控制策略、合理配置卫生资源提供可靠的依据。

该系统自 2006 年启动，由全国伤害监测系统 43 个监测点（城市监测点 20 个、农村监测点 23 个）的 126 家监测医疗卫生机构构成，分布于全国 31 个省（自治区、直辖市）。2015 年 7 月，为进一步拓展和完善全国伤害监测系统，监测点扩增至 84 个（城市监测点 51 个、农村监测点 33 个），监测医疗卫生机构增至 252 家。2019 年 5 月，全国伤害监测系统监测点进一步扩增至 100 个（城市监测点 59 个、农村监测点 41 个），监测医疗卫生机构增至 300 家。2022 年 9 月，全国伤害监测系统增设 10 家儿童专科医疗卫生机构，监测点扩增至 109 个（城市监测点 70 个、农村监测点 39 个），监测医疗卫生机构增至 310 家。全国伤害监测系统采用医疗卫生机构急诊室和伤害相关门诊的医护人员填报统一制定的《全国伤害监测报告卡》或《儿童伤害监测报告卡》，经由各级疾病预防控制机构逐级上报的方式，收集当地监测医疗卫生机构急、门诊就诊伤害首诊病例的相关信息。

二、数据报告流程

病例报告对象是在监测医疗卫生机构所有相关科室就诊并被诊断为伤害的首诊患者。伤害病例登记使用由中国疾控中心慢病中心统一制定的《全国伤害监测报告卡》或《儿童伤害监测报告卡》，由各监测医疗卫生机构的医生和护士填报。监测点县（市、区）级疾控机构负责每月收集当地伤害监测医疗卫生机构填报的伤害病例报告卡，录入数据库，每季度上报所属省（自治区、直辖市）和计划单列市疾控机构，并负责伤害病例报告卡的保存和管理。全国各省（自治区、直辖市）和计划单列市疾控机构每季度将审核后的监测数据库报送中国疾控中心慢病中心。

三、数据基本情况

2023 年，全国伤害监测系统共上报伤害病例 1 922 560 例次，其中三级医院上报数量最多，占 48.59%，其次为二级医院，占 42.25%。2022 年新增的 10 家儿童专科医疗卫生机构数据未纳入本数据集。

（一）患者一般信息

男性病例占全部病例数量的 57.79%[①]，多于女性（42.21%）；30 ～ 34 岁组人群占比最高，约为 8.16%；城市地区的病例占全部病例数量的 70.45%，高于农村地区（29.55%）；东部地区的病例占全部病例数量的 53.12%，多于西部地区（28.98%）和中部地区（17.89%）；病例的职业以在校学生为主（18.93%），其次为商业、服务业人员（12.97%）和专业技术人员（12.64%）；病例的受教育程度以初中为主（25.21%），其次为小学（19.90%）和高中 / 中专（19.86%）。

（二）伤害事件基本情况

伤害原因以跌倒为主（41.35%），其次为道路交通伤害（15.60%）、钝器伤（12.62%）和动物伤（11.71%）；伤害发生月份主要集中在 7—9 月（29.99%）；伤害发生地点以家中为主（36.47%），其次为公路 / 街道（22.69%）；伤害发生时的活动以休闲活动为主（34.96%），其次为驾乘交通工具（14.24%）和工作（11.52%）；伤害意图以非故意为主（95.70%）。

（三）伤害临床信息

伤害性质以挫伤 / 擦伤为主（31.59%），其次为锐器伤 / 开放伤（19.07%）、扭伤 / 拉伤（13.97%）和骨折（13.61%）；伤害部位以上肢为主（28.22%），其次为下肢（25.51%）和头颈部（25.35%）；伤害累及系统以运动系统为主（42.42%），其次为皮肤（24.28%）和中枢神经系统（10.05%）；伤害严重程度以轻度为主（74.99%）；伤害结局以处理后离院为主（86.10%）。

表 1　2023 年全国伤害监测系统上报病例情况

级别	医院		上报病例		非死亡病例		死亡病例	
	个数	构成比 /%	例数	构成比 /%	例数	构成比 /%	例数	构成比 /%
三级医院	75	25.00	934 059	48.58	933 561	48.59	498	35.17
二级医院	107	35.67	812 329	42.25	811 490	42.24	839	59.25
一级医院	5	1.67	15 729	0.82	15 714	0.82	15	1.06
社区卫生服务中心	20	6.67	18 928	0.98	18 928	0.99	0	0.00
中心乡卫生院	57	19.00	93 726	4.88	93 682	4.88	44	3.11
普通乡卫生院	36	12.00	47 789	2.49	47 769	2.49	20	1.41
合计	300	100.00	1 922 560	100.00	1 921 144	100.00	1 416	100.00

注：构成比的数值为修约后数值（以下相关表同）。

[①]　构成比的数值为修约后数值，后文同。

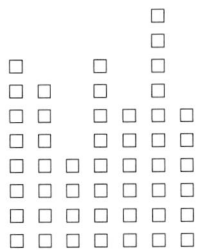

第二章

人口学特征

一、年龄构成

表 2　2023 年全国伤害监测系统病例分性别的年龄构成

年龄组 / 岁	合计		男性		女性	
	例次	构成比 /%	例次	构成比 /%	例次	构成比 /%
0	4 824	0.25	2 684	0.24	2 140	0.26
1 ~ 4	98 454	5.12	58 643	5.28	39 811	4.91
5 ~ 9	144 712	7.53	90 598	8.15	54 114	6.67
10 ~ 14	133 660	6.95	91 460	8.23	42 200	5.20
15 ~ 19	128 065	6.66	82 793	7.45	45 272	5.58
20 ~ 24	114 855	5.97	66 420	5.98	48 435	5.97
25 ~ 29	131 209	6.82	77 548	6.98	53 661	6.61
30 ~ 34	156 872	8.16	95 578	8.60	61 294	7.55
35 ~ 39	150 017	7.80	90 600	8.16	59 417	7.32
40 ~ 44	125 321	6.52	73 931	6.65	51 390	6.33
45 ~ 49	124 808	6.49	72 145	6.49	52 663	6.49
50 ~ 54	155 265	8.08	86 669	7.80	68 596	8.45
55 ~ 59	138 148	7.19	74 807	6.73	63 341	7.80
60 ~ 64	88 754	4.62	45 332	4.08	43 422	5.35
65 ~ 69	83 287	4.33	40 213	3.62	43 074	5.31
70 ~ 74	60 266	3.13	27 399	2.47	32 867	4.05
75 ~ 79	37 340	1.94	15 989	1.44	21 351	2.63
80 ~ 84	24 665	1.28	9 886	0.89	14 779	1.82
85 ~	22 038	1.15	8 257	0.74	13 781	1.70
合计	1 922 560	100.00	1 110 952	100.00	811 608	100.00

表 3　2023 年全国伤害监测系统病例分城乡的年龄构成

年龄组 / 岁	合计		城市		农村	
	例次	构成比 /%	例次	构成比 /%	例次	构成比 /%
0	4 824	0.25	3 907	0.29	917	0.16
1 ~ 4	98 454	5.12	71 618	5.29	26 836	4.72
5 ~ 9	144 712	7.53	104 652	7.73	40 060	7.05
10 ~ 14	133 660	6.95	93 302	6.89	40 358	7.10
15 ~ 19	128 065	6.66	92 002	6.79	36 063	6.35
20 ~ 24	114 855	5.97	91 794	6.78	23 061	4.06
25 ~ 29	131 209	6.82	102 177	7.54	29 032	5.11
30 ~ 34	156 872	8.16	116 001	8.56	40 871	7.19
35 ~ 39	150 017	7.80	108 566	8.02	41 451	7.30
40 ~ 44	125 321	6.52	89 189	6.58	36 132	6.36
45 ~ 49	124 808	6.49	85 493	6.31	39 315	6.92
50 ~ 54	155 265	8.08	102 639	7.58	52 626	9.26
55 ~ 59	138 148	7.19	89 586	6.61	48 562	8.55
60 ~ 64	88 754	4.62	58 449	4.32	30 305	5.33
65 ~ 69	83 287	4.33	52 640	3.89	30 647	5.40
70 ~ 74	60 266	3.13	37 248	2.75	23 018	4.05
75 ~ 79	37 340	1.94	23 589	1.74	13 751	2.42
80 ~ 84	24 665	1.28	16 565	1.22	8 100	1.43
85 ~	22 038	1.15	15 082	1.11	6 956	1.22
合计	1 922 560	100.00	1 354 499	100.00	568 061	100.00

表 4　2023 年全国伤害监测系统病例分东、中、西部地区的年龄构成

年龄组 / 岁	合计		东部		中部		西部	
	例次	构成比 /%	例次	构成比 /%	例次	构成比 /%	例次	构成比 /%
0	4 824	0.25	3 244	0.32	371	0.11	1 209	0.22
1 ~ 4	98 454	5.12	49 017	4.80	15 899	4.62	33 538	6.02
5 ~ 9	144 712	7.53	73 596	7.21	25 017	7.27	46 099	8.27
10 ~ 14	133 660	6.95	66 256	6.49	24 605	7.15	42 799	7.68
15 ~ 19	128 065	6.66	64 031	6.27	24 281	7.06	39 753	7.13
20 ~ 24	114 855	5.97	66 602	6.52	15 007	4.36	33 246	5.97
25 ~ 29	131 209	6.82	76 227	7.46	16 608	4.83	38 374	6.89
30 ~ 34	156 872	8.16	89 681	8.78	24 162	7.02	43 029	7.72
35 ~ 39	150 017	7.80	86 466	8.47	23 048	6.70	40 503	7.27
40 ~ 44	125 321	6.52	72 034	7.05	19 865	5.77	33 422	6.00
45 ~ 49	124 808	6.49	65 375	6.40	21 655	6.29	37 778	6.78
50 ~ 54	155 265	8.08	78 199	7.66	30 655	8.91	46 411	8.33
55 ~ 59	138 148	7.19	68 766	6.73	30 148	8.76	39 234	7.04
60 ~ 64	88 754	4.62	46 621	4.56	19 403	5.64	22 730	4.08
65 ~ 69	83 287	4.33	44 665	4.37	18 012	5.24	20 610	3.70
70 ~ 74	60 266	3.13	29 944	2.93	14 995	4.36	15 327	2.75
75 ~ 79	37 340	1.94	18 289	1.79	9 039	2.63	10 012	1.80
80 ~ 84	24 665	1.28	11 271	1.10	6 051	1.76	7 343	1.32
85 ~	22 038	1.15	11 071	1.08	5 197	1.51	5 770	1.04
合 计	1 922 560	100.00	1 021 355	100.00	344 018	100.00	557 187	100.00

二、职业构成

表 5　2023 年全国伤害监测系统病例分城乡、性别的职业构成

职业	合计		城市		农村	
	例次	构成比 /%	例次	构成比 /%	例次	构成比 /%
男性						
学龄前儿童	61 215	5.51	44 605	5.75	16 610	4.95
在校学生	236 080	21.25	168 912	21.78	67 168	20.02
家务	64 251	5.78	34 107	4.40	30 144	8.99
待业	20 941	1.88	14 775	1.91	6 166	1.84
离退休人员	60 508	5.45	50 490	6.51	10 018	2.99
专业技术人员	149 806	13.48	119 441	15.40	30 365	9.05
办事人员和有关人员	63 422	5.71	51 002	6.58	12 420	3.70
商业、服务业人员	133 597	12.03	105 589	13.62	28 008	8.35
农牧渔水利业生产人员	120 029	10.80	48 467	6.25	71 562	21.33
生产运输设备操作人员及有关人员	101 067	9.10	59 710	7.70	41 357	12.33
军人	1 043	0.09	684	0.09	359	0.11
其他	77 287	6.96	59 696	7.70	17 591	5.24
不清楚	21 706	1.95	18 051	2.33	3 655	1.09
合计	1 110 952	100.00	775 529	100.00	335 423	100.00
女性						
学龄前儿童	41 879	5.16	30 896	5.34	10 983	4.72
在校学生	127 889	15.76	93 844	16.21	34 045	14.63
家务	101 148	12.46	54 933	9.49	46 215	19.87
待业	15 956	1.97	11 993	2.07	3 963	1.70
离退休人员	87 444	10.77	75 686	13.07	11 758	5.05
专业技术人员	93 240	11.49	77 364	13.36	15 876	6.82
办事人员和有关人员	48 457	5.97	40 011	6.91	8 446	3.63
商业、服务业人员	115 671	14.25	90 350	15.61	25 321	10.88
农牧渔水利业生产人员	82 407	10.15	32 245	5.57	50 162	21.56
生产运输设备操作人员及有关人员	29 031	3.58	16 548	2.86	12 483	5.37
军人	115	0.01	92	0.02	23	0.01
其他	53 520	6.59	42 429	7.33	11 091	4.77

表 5（续）

职业	合计		城市		农村	
	例次	构成比 /%	例次	构成比 /%	例次	构成比 /%
不清楚	14 851	1.83	12 579	2.17	2 272	0.98
合计	811 608	100.00	578 970	100.00	232 638	100.00
合计						
学龄前儿童	103 094	5.36	75 501	5.57	27 593	4.86
在校学生	363 969	18.93	262 756	19.40	101 213	17.82
家务	165 399	8.60	89 040	6.57	76 359	13.44
待业	36 897	1.92	26 768	1.98	10 129	1.78
离退休人员	147 952	7.70	126 176	9.32	21 776	3.83
专业技术人员	243 046	12.64	196 805	14.53	46 241	8.14
办事人员和有关人员	111 879	5.82	91 013	6.72	20 866	3.67
商业、服务业人员	249 268	12.97	195 939	14.47	53 329	9.39
农牧渔水利业生产人员	202 436	10.53	80 712	5.96	121 724	21.43
生产运输设备操作人员及有关人员	130 098	6.77	76 258	5.63	53 840	9.48
军人	1 158	0.06	776	0.06	382	0.07
其他	130 807	6.80	102 125	7.54	28 682	5.05
不清楚	36 557	1.90	30 630	2.26	5 927	1.04
合计	1 922 560	100.00	1 354 499	100.00	568 061	100.00

三、受教育程度构成

表 6　2023 年全国伤害监测系统病例分城乡、性别的受教育程度构成

受教育程度	合计		城市		农村	
	例次	构成比 /%	例次	构成比 /%	例次	构成比 /%
男性						
未上学儿童	88 769	7.99	64 244	8.28	24 525	7.31
文盲 / 半文盲	34 846	3.14	19 942	2.57	14 904	4.44
小学	218 986	19.71	135 945	17.53	83 041	24.76
初中	294 780	26.53	186 528	24.05	108 252	32.27
高中 / 中专	232 135	20.90	166 775	21.50	65 360	19.49
大专	118 236	10.64	94 627	12.20	23 609	7.04
大学及以上	123 200	11.09	107 468	13.86	15 732	4.69

表 6（续）

受教育程度	合计		城市		农村	
	例次	构成比 /%	例次	构成比 /%	例次	构成比 /%
合计	1 110 952	100.00	775 529	100.00	335 423	100.00
女性						
未上学儿童	59 742	7.36	43 732	7.55	16 010	6.88
文盲 / 半文盲	49 726	6.13	27 810	4.80	21 916	9.42
小学	163 597	20.16	100 948	17.44	62 649	26.93
初中	189 875	23.39	122 841	21.22	67 034	28.81
高中 / 中专	149 721	18.45	111 779	19.31	37 942	16.31
大专	89 643	11.05	74 250	12.82	15 393	6.62
大学及以上	109 304	13.47	97 610	16.86	11 694	5.03
合计	811 608	100.00	578 970	100.00	232 638	100.00
合计						
未上学儿童	148 511	7.72	107 976	7.97	40 535	7.14
文盲 / 半文盲	84 572	4.40	47 752	3.53	36 820	6.48
小学	382 583	19.90	236 893	17.49	145 690	25.65
初中	484 655	25.21	309 369	22.84	175 286	30.86
高中 / 中专	381 856	19.86	278 554	20.57	103 302	18.19
大专	207 879	10.81	168 877	12.47	39 002	6.87
大学及以上	232 504	12.09	205 078	15.14	27 426	4.83
合计	1 922 560	100.00	1 354 499	100.00	568 061	100.00

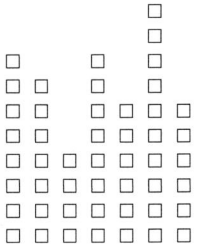

第三章
伤害事件基本情况

一、伤害发生原因

（一）不同年龄组病例的伤害发生原因

表 7 2023 年全国伤害监测系统病例分年龄例的伤害原因构成

年龄组/岁	合计		道路交通伤害		跌倒		钝器伤		火器伤		锐器伤		烧烫伤	
	例次	构成比/%	例次	构成比/%	例次	构成比/%	例次	构成比/%	例次	构成比/%	例次	构成比/%	例次	构成比/%
0	4 824	100.00	164	3.40	3 067	63.58	426	8.83	0	0.00	130	2.69	262	5.43
1 ~ 4	98 454	100.00	4 889	4.97	54 335	55.19	9 138	9.28	46	0.05	4 524	4.60	3 973	4.04
5 ~ 9	144 712	100.00	9 804	6.77	74 153	51.24	16 128	11.14	58	0.04	8 198	5.67	2 159	1.49
10 ~ 14	133 660	100.00	11 132	8.33	68 261	51.07	18 095	13.54	57	0.04	8 053	6.02	1 180	0.88
15 ~ 19	128 065	100.00	16 655	13.01	57 906	45.22	17 155	13.40	41	0.03	10 682	8.34	1 603	1.25
20 ~ 24	114 855	100.00	19 144	16.67	35 674	31.06	14 410	12.55	64	0.06	12 948	11.27	2 095	1.82
25 ~ 29	131 209	100.00	22 213	16.93	40 120	30.58	18 286	13.94	99	0.08	15 755	12.01	2 532	1.93
30 ~ 34	156 872	100.00	27 934	17.81	50 271	32.05	24 020	15.31	141	0.09	20 330	12.96	3 168	2.02
35 ~ 39	150 017	100.00	26 676	17.78	48 596	32.39	23 675	15.78	143	0.10	19 100	12.73	3 074	2.05
40 ~ 44	125 321	100.00	22 374	17.85	41 059	32.76	18 981	15.15	97	0.08	15 613	12.46	2 523	2.01
45 ~ 49	124 808	100.00	23 119	18.52	42 206	33.82	18 818	15.08	91	0.07	15 046	12.06	2 501	2.00
50 ~ 54	155 265	100.00	30 448	19.61	56 019	36.08	22 002	14.17	136	0.09	17 531	11.29	2 961	1.91
55 ~ 59	138 148	100.00	28 802	20.85	54 827	39.69	17 468	12.64	98	0.07	14 581	10.55	2 472	1.79
60 ~ 64	88 754	100.00	18 257	20.57	38 720	43.63	9 127	10.28	44	0.05	8 660	9.76	1 614	1.82
65 ~ 69	83 287	100.00	17 375	20.86	39 633	47.59	7 070	8.49	22	0.03	6 954	8.35	1 327	1.59
70 ~ 74	60 266	100.00	10 924	18.13	32 852	54.51	3 868	6.42	28	0.05	4 166	6.91	976	1.62
75 ~ 79	37 340	100.00	5 732	15.35	22 656	60.67	2 097	5.62	18	0.05	2 086	5.59	572	1.53
80 ~ 84	24 665	100.00	2 673	10.84	17 431	70.67	1 006	4.08	10	0.04	996	4.04	381	1.54
85 ~	22 038	100.00	1 555	7.06	17 146	77.80	790	3.58	5	0.02	719	3.26	311	1.41
合计	1 922 560	100.00	299 870	15.60	794 932	41.35	242 560	12.62	1 198	0.06	186 072	9.68	35 684	1.86

表 7（续）

年龄组/岁	窒息		溺水		中毒		动物伤		性侵犯		其他		不清楚	
	例次	构成比/%	例次	构成比/%	例次	构成比/%	例次	构成比/%	例次	构成比/%	例次	构成比/%	例次	构成比/%
0	36	0.75	1	0.02	17	0.35	301	6.24	0	0.00	307	6.36	113	2.34
1 ~ 4	555	0.56	40	0.04	796	0.81	13 340	13.55	1	0.00	4 718	4.79	2 099	2.13
5 ~ 9	413	0.29	30	0.02	312	0.22	26 615	18.39	9	0.01	4 478	3.09	2 355	1.63
10 ~ 14	290	0.22	11	0.01	1 295	0.97	18 936	14.17	26	0.02	4 286	3.21	2 038	1.52
15 ~ 19	188	0.15	28	0.02	2 856	2.23	14 858	11.60	9	0.01	4 282	3.34	1 802	1.41
20 ~ 24	283	0.25	25	0.02	2 421	2.11	22 302	19.42	10	0.01	3 536	3.08	1 943	1.69
25 ~ 29	582	0.44	9	0.01	2 713	2.07	21 903	16.69	8	0.01	4 966	3.78	2 023	1.54
30 ~ 34	703	0.45	19	0.01	3 008	1.92	17 782	11.34	10	0.01	7 163	4.57	2 323	1.48
35 ~ 39	601	0.40	13	0.01	2 726	1.82	16 036	10.69	13	0.01	7 195	4.80	2 169	1.45
40 ~ 44	471	0.38	5	0.00	2 087	1.67	14 256	11.38	3	0.00	6 168	4.92	1 684	1.34
45 ~ 49	383	0.31	8	0.01	1 933	1.55	12 992	10.41	10	0.01	6 017	4.82	1 684	1.35
50 ~ 54	423	0.27	10	0.01	2 163	1.39	14 574	9.39	9	0.01	6 991	4.50	1 998	1.29
55 ~ 59	336	0.24	11	0.01	1 601	1.16	10 496	7.60	3	0.00	5 775	4.18	1 678	1.21
60 ~ 64	232	0.26	8	0.01	934	1.05	6 647	7.49	4	0.00	3 376	3.80	1 131	1.27
65 ~ 69	163	0.20	14	0.02	918	1.10	6 018	7.23	5	0.01	2 838	3.41	950	1.14
70 ~ 74	109	0.18	11	0.01	613	1.02	4 178	6.93	2	0.00	1 832	3.04	707	1.17
75 ~ 79	69	0.18	8	0.02	430	1.15	2 260	6.05	1	0.00	976	2.61	435	1.16
80 ~ 84	51	0.21	4	0.02	293	1.19	1 034	4.19	0	0.00	532	2.16	254	1.03
85 ~	36	0.16	8	0.04	206	0.93	602	2.73	0	0.00	410	1.86	250	1.13
合计	5 924	0.31	263	0.01	27 322	1.42	225 130	11.71	123	0.01	75 846	3.95	27 636	1.44

（二）不同地区、性别病例的伤害发生原因

表 8 2023 年全国伤害监测系统病例分监测点的伤害原因构成

单位：%

监测点	道路交通伤害	跌倒	钝器伤	火器伤	锐器伤	烧烫伤	窒息	溺水	中毒	动物伤	性侵犯	其他	不清楚	合计
安徽省肥西县	18.58	42.54	12.89	0.05	9.00	1.10	0.00	0.01	3.38	1.60	0.00	10.65	0.20	100.00
安徽省霍邱县	27.33	43.61	10.04	0.03	10.41	0.52	0.03	0.01	0.02	2.19	0.00	5.43	0.38	100.00
安徽省马鞍山市	17.05	47.12	16.78	0.05	10.94	0.42	0.01	0.01	0.15	4.08	0.00	2.84	0.53	100.00
安徽省歙县	27.67	41.78	4.05	0.03	2.06	0.23	0.04	0.04	0.04	18.49	0.00	3.06	2.53	100.00
北京市通州区	2.86	22.40	4.13	0.00	5.17	4.12	0.00	0.00	0.31	58.00	0.00	2.00	1.01	100.00
北京市房山区	10.54	44.18	13.24	0.11	11.85	0.75	3.17	0.00	0.75	6.68	0.00	7.16	1.55	100.00
重庆市大渡口区	6.34	35.70	15.24	0.72	14.54	1.44	10.30	0.02	2.05	9.56	0.00	3.97	0.12	100.00
重庆市大足区	14.32	26.76	13.38	0.15	9.33	1.12	0.01	0.01	4.59	29.58	0.00	0.73	0.01	100.00
大连市沙河口区	13.41	38.64	14.05	0.09	15.46	0.03	0.05	0.02	0.00	11.08	0.00	6.71	0.47	100.00
大连市金普新区	7.72	39.65	15.76	0.00	11.61	0.67	0.05	0.00	1.21	23.11	0.00	0.20	0.00	100.00
福建省荔城区	17.59	49.68	10.39	0.06	6.26	0.31	0.51	0.00	0.27	0.96	0.00	2.92	11.04	100.00
福建省惠安县	19.92	26.19	18.74	0.04	22.44	0.63	0.86	0.03	0.81	7.77	0.00	0.54	2.03	100.00
甘肃省兰州市	18.87	43.71	17.00	0.14	7.44	7.58	0.30	0.02	1.76	0.70	0.04	0.00	2.45	100.00
甘肃省敦煌市	14.82	48.73	17.04	0.08	8.16	2.92	0.05	0.04	3.05	1.75	0.00	0.27	3.08	100.00
甘肃省庆城县	7.96	47.92	15.64	0.11	8.65	5.06	0.03	0.00	0.96	6.88	0.00	4.66	2.12	100.00
广东省珠海市	9.05	41.39	11.78	0.01	11.37	2.19	0.06	0.01	0.89	18.35	0.02	3.21	1.66	100.00
广东省广州市	11.97	38.30	15.41	0.01	9.22	1.95	0.02	0.02	2.07	18.82	0.00	2.03	0.18	100.00
广东省南雄市	11.85	47.56	12.25	0.14	7.05	2.51	0.02	0.06	4.61	5.80	0.00	6.95	1.21	100.00

单位：%

表 8（续）

监测点	道路交通伤害	跌倒	钝器伤	火器伤	锐器伤	烧烫伤	窒息	溺水	中毒	动物伤	性侵犯	其他	不清楚	合计
广东省清新区	19.29	40.53	8.36	0.03	4.77	0.56	0.03	0.00	1.08	11.53	0.00	12.67	1.15	100.00
广西壮族自治区桂林市	9.81	29.39	8.02	0.06	8.10	0.72	0.06	0.02	0.50	20.63	0.02	21.73	0.93	100.00
广西壮族自治区武鸣区	13.28	55.55	8.85	0.16	11.32	1.83	0.02	0.02	1.30	4.80	0.02	2.63	0.22	100.00
广西壮族自治区全州县	10.95	53.19	20.13	0.21	6.70	0.43	0.01	0.01	1.80	6.24	0.00	0.31	0.03	100.00
贵州省西秀区	9.17	53.30	8.51	0.06	4.02	1.38	0.00	0.02	1.41	16.13	0.02	4.82	1.15	100.00
贵州省玉屏侗族自治县	3.54	67.48	0.10	0.08	2.47	2.51	0.25	0.01	3.22	11.42	0.00	8.14	0.78	100.00
贵州省清镇市	15.57	46.85	9.36	0.10	6.89	1.22	0.00	0.01	4.44	8.33	0.01	5.48	1.74	100.00
海南省海口市	19.45	43.77	14.48	0.05	13.50	0.40	0.01	0.03	1.55	2.26	0.00	4.30	0.19	100.00
海南省三亚市	18.55	33.89	13.61	0.05	14.94	1.64	0.00	0.03	2.12	13.16	0.02	1.84	0.15	100.00
海南省定安县	14.29	48.41	15.04	0.05	11.63	0.48	0.00	0.00	0.20	4.32	0.00	4.62	0.96	100.00
河北省海港区	17.63	50.42	20.24	0.01	7.23	2.77	0.00	0.01	0.34	0.10	0.00	1.25	0.00	100.00
河北省石家庄市	18.04	53.35	12.43	0.02	7.89	1.30	0.01	0.00	0.63	0.45	0.00	5.88	0.00	100.00
河北省藁城区	39.63	37.20	10.25	0.04	6.03	0.40	0.05	0.00	1.27	4.11	0.00	0.82	0.21	100.00
河南省洛阳市	22.18	43.73	15.08	0.11	10.19	2.71	0.11	0.01	1.59	0.57	0.00	2.39	1.32	100.00
河南省临颍县	34.66	45.27	5.40	0.02	4.28	1.48	0.00	0.01	3.47	0.06	0.02	4.52	0.82	100.00
河南省通许县	30.10	44.48	13.65	0.02	5.06	0.58	0.00	0.00	3.00	1.46	0.00	1.62	0.02	100.00
湖北省东宝区	20.57	52.42	12.33	0.00	4.08	0.86	0.00	0.05	3.88	1.78	0.00	4.02	0.02	100.00
湖北省天门市	7.35	45.45	5.19	0.00	7.53	1.23	0.00	0.00	0.31	14.70	0.00	18.09	0.15	100.00
湖北省郧西县	10.78	66.97	9.70	0.01	3.93	0.54	0.01	0.03	2.83	0.69	0.00	3.70	0.81	100.00
湖南省株洲市	20.81	39.07	14.23	0.16	14.89	0.92	0.02	0.02	4.45	2.50	0.00	2.91	0.02	100.00
湖南省湘潭市	2.56	43.14	22.32	0.00	15.38	2.26	0.00	0.00	0.00	0.00	0.00	14.33	0.00	100.00
湖南省洪江市	11.14	61.65	3.58	0.05	4.50	1.12	0.09	0.02	1.66	13.20	0.00	3.01	0.00	100.00

表8（续）

单位：%

监测点	道路交通伤害	跌倒	钝器伤	火器伤	锐器伤	烧烫伤	窒息	溺水	中毒	动物伤	性侵犯	其他	不清楚	合计
黑龙江省道里区	1.26	6.11	19.54	0.03	1.06	0.07	0.00	0.00	4.89	0.07	0.00	0.63	66.33	100.00
黑龙江省宝清县	57.42	34.49	0.64	0.02	4.01	0.24	0.00	0.00	2.66	0.42	0.00	0.10	0.00	100.00
黑龙江省漠河市	15.69	53.46	9.94	0.04	11.33	0.90	0.00	0.00	0.49	6.43	0.00	1.39	0.31	100.00
吉林省延吉市	15.13	43.84	20.54	0.00	18.47	0.26	0.00	0.00	0.40	0.53	0.00	0.57	0.26	100.00
吉林省德惠市	28.14	45.19	11.79	0.09	7.21	1.14	0.09	0.00	0.99	3.77	0.00	1.10	0.50	100.00
吉林省通化县	2.77	48.12	12.73	0.08	8.73	0.23	0.00	0.00	0.46	26.50	0.00	0.27	0.12	100.00
江苏省浦口区	17.49	36.72	9.90	0.04	15.24	1.82	0.01	0.01	0.46	16.07	0.00	1.13	1.11	100.00
江苏省梁溪区	8.40	20.60	12.64	0.02	3.60	0.45	0.01	0.02	1.37	40.12	0.00	12.76	0.02	100.00
江苏省姑苏区	2.90	8.07	2.02	0.03	3.18	10.66	0.00	0.01	0.15	70.78	0.00	0.70	1.50	100.00
江苏省张家港市	22.35	25.32	12.19	0.01	16.58	0.86	0.01	0.04	1.09	18.49	0.00	3.08	0.00	100.00
江西省西湖区	35.83	40.28	3.59	0.00	6.28	0.86	0.00	0.00	3.02	6.36	0.00	0.33	3.47	100.00
江西省武宁县	19.09	59.02	3.38	0.02	6.18	1.09	0.00	0.00	0.86	10.02	0.00	0.07	0.26	100.00
江西省芦溪县	20.57	44.04	12.44	0.09	8.89	4.87	0.06	0.02	2.92	1.10	0.11	4.86	0.03	100.00
辽宁省铁西区	12.13	62.21	0.82	0.00	0.53	17.31	0.34	0.00	0.73	5.65	0.03	0.24	0.01	100.00
辽宁省阜新蒙古族自治县	20.13	35.03	22.49	0.00	8.70	0.07	0.00	0.14	4.39	2.99	0.00	4.04	2.02	100.00
内蒙古自治区海勃湾区	19.88	46.93	17.88	0.07	7.49	2.27	0.03	0.00	0.93	0.44	0.00	3.27	0.81	100.00
内蒙古自治区开鲁县	13.72	49.13	4.80	0.00	15.63	3.22	0.00	0.02	7.18	5.58	0.00	0.66	0.07	100.00
内蒙古自治区乌审旗	7.87	35.49	26.11	0.08	8.76	1.89	0.01	0.00	1.54	4.09	0.00	13.88	0.29	100.00
宁波市鄞州区	4.90	21.52	32.85	0.09	25.71	1.65	0.00	0.00	0.03	0.74	0.00	12.08	0.44	100.00
宁波市慈溪市	28.94	35.25	8.46	0.03	7.92	1.63	0.19	0.02	2.26	9.04	0.00	6.24	0.02	100.00

表 8（续）

单位：%

监测点	道路交通伤害	跌倒	钝器伤	火器伤	锐器伤	烧烫伤	窒息	溺水	中毒	动物伤	性侵犯	其他	不清楚	合计
宁夏回族自治区兴庆区	20.52	37.96	16.25	0.03	7.95	4.29	0.21	0.02	2.42	8.38	0.00	1.94	0.02	100.00
宁夏回族自治区大武口区	18.17	40.13	18.33	0.04	8.46	0.86	0.00	0.02	2.24	11.50	0.00	0.24	0.01	100.00
宁夏回族自治区中宁县	28.12	39.69	11.07	0.01	6.72	1.77	0.01	0.02	1.58	10.54	0.00	0.12	0.36	100.00
青海省城中区	12.95	41.25	18.03	0.25	13.05	0.89	0.11	0.03	3.67	1.25	0.00	8.05	0.48	100.00
青海省平安区	10.14	37.39	14.86	0.09	16.16	2.38	1.08	0.04	0.45	4.49	0.00	12.43	0.49	100.00
青海省共和县	5.35	55.63	15.32	0.00	7.22	0.66	0.05	0.00	0.40	13.87	0.00	1.35	0.14	100.00
青岛市市北区	7.63	43.05	17.15	0.11	9.97	4.78	0.02	0.00	0.84	2.06	0.04	8.83	5.52	100.00
青岛市胶州市	21.99	21.31	10.47	0.03	15.84	1.14	0.00	0.00	1.11	25.38	0.00	2.15	0.61	100.00
青岛市即墨区	21.64	18.41	3.73	0.00	6.22	5.47	0.25	0.00	0.50	40.80	0.00	2.74	0.25	100.00
山东省东营市	17.19	39.95	14.07	0.07	10.55	1.89	0.02	0.01	0.40	10.28	0.01	5.46	0.12	100.00
山东省蓬莱区	15.95	49.37	11.70	0.04	3.69	6.33	0.07	0.01	1.27	8.90	0.00	2.34	0.33	100.00
山西省榆次区	27.53	46.46	6.84	0.05	9.57	0.35	0.01	0.01	0.05	1.21	0.01	6.83	1.08	100.00
山西省平定县	18.30	56.61	11.22	0.07	1.84	0.96	0.00	0.05	0.84	9.79	0.00	0.32	0.00	100.00
山西省太谷区	39.83	19.59	10.36	0.09	12.55	1.47	0.01	0.04	0.33	14.48	0.00	0.93	0.29	100.00
陕西省宝塔区	12.61	62.37	7.03	0.03	6.70	0.34	0.03	0.01	2.56	8.13	0.00	0.17	0.01	100.00
陕西省临渭区	11.46	31.44	23.86	0.16	7.80	0.85	0.06	0.00	0.66	21.00	0.00	1.98	0.72	100.00
陕西省眉县	23.66	30.08	15.73	0.09	5.00	1.04	0.02	0.00	1.68	22.37	0.00	0.30	0.04	100.00
上海市松江区	27.93	40.38	12.35	0.00	14.48	2.24	0.00	0.00	0.14	0.68	0.00	0.90	0.90	100.00
上海市闵行区	11.87	43.48	20.38	0.00	8.55	2.04	0.00	0.00	0.09	0.65	0.00	12.93	0.00	100.00
上海市长宁区	6.72	22.55	4.20	0.00	10.53	0.21	0.00	0.00	0.00	50.13	0.00	5.46	0.21	100.00
深圳市	6.28	31.13	9.70	0.00	8.94	0.44	6.45	0.00	1.49	35.41	0.00	0.09	0.05	100.00
深圳市盐田区	10.91	32.87	8.87	0.13	14.73	1.92	0.01	0.00	1.62	21.93	0.00	6.79	0.20	100.00
四川省青羊区	9.82	22.65	8.43	0.77	9.78	1.07	0.04	0.02	0.22	21.73	0.02	9.64	15.80	100.00

单位：%

表8（续）

监测点	道路交通伤害	跌倒	钝器伤	火器伤	锐器伤	烧烫伤	窒息	溺水	中毒	动物伤	性侵犯	其他	不清楚	合计
四川省翠屏区	8.69	60.10	6.75	0.05	8.99	1.88	0.24	0.03	2.13	9.36	0.00	1.74	0.03	100.00
四川省涟阳区	10.94	41.79	9.84	0.04	9.54	2.40	0.03	0.02	2.47	11.88	0.00	10.98	0.08	100.00
四川省米易县	10.47	55.09	11.65	0.06	12.30	2.15	0.00	0.04	3.52	3.47	0.00	1.22	0.01	100.00
天津市	3.62	59.13	6.21	0.00	21.85	0.12	0.00	0.01	0.29	8.71	0.00	0.06	0.00	100.00
天津市蓟州区	16.91	52.14	8.72	0.02	5.21	1.06	0.02	0.04	1.34	8.37	0.00	6.17	0.00	100.00
厦门市	6.21	47.48	16.05	0.15	9.08	1.43	0.63	0.03	0.28	8.17	0.00	3.30	7.18	100.00
厦门市集美区	11.30	34.43	16.80	0.01	14.16	1.54	0.00	0.00	0.09	6.20	0.01	2.18	13.28	100.00
新疆维吾尔自治区天山区	8.08	62.91	14.93	0.02	5.78	3.39	0.01	0.01	1.29	0.66	0.01	2.91	0.00	100.00
西藏自治区拉萨市	11.22	13.76	13.94	0.13	5.21	0.43	0.02	0.00	0.16	46.12	0.02	8.72	0.27	100.00
西藏自治区山南市	16.56	38.16	23.04	0.05	12.10	0.69	0.05	0.05	1.91	0.32	0.00	6.10	0.96	100.00
云南省大理市	14.85	37.79	13.68	0.07	13.20	0.67	0.03	0.01	2.90	16.46	0.07	0.26	0.00	100.00
云南省麒麟区	14.38	43.41	13.04	0.06	10.17	1.29	0.01	0.02	2.72	12.63	0.00	2.25	0.03	100.00
云南省昭阳区	15.17	52.62	10.86	0.00	10.78	1.33	0.02	0.01	2.93	6.26	0.00	0.03	0.00	100.00
云南省禄丰市	10.05	48.00	13.77	0.10	8.09	1.85	0.01	0.01	6.03	10.59	0.00	1.51	0.01	100.00
浙江省上城区	15.57	50.57	12.42	0.00	14.53	3.89	0.00	0.00	0.00	0.58	0.00	2.34	0.09	100.00
浙江省常山县	19.42	38.71	10.89	0.00	14.69	1.74	0.01	0.02	2.94	3.40	0.02	8.18	0.00	100.00
新疆生产建设兵团石河子市	20.14	46.06	13.57	0.00	14.74	1.39	0.31	0.00	0.11	3.64	0.00	0.03	0.01	100.00
合计	15.60	41.35	12.62	0.06	9.68	1.86	0.31	0.01	1.42	11.71	0.01	3.95	1.44	100.00

表 9 2023 年全国伤害监测系统病例分城乡、性别的伤害原因构成

伤害原因	合计		城市		农村	
	例次	构成比 /%	例次	构成比 /%	例次	构成比 /%
男性						
道路交通伤害	163 824	14.75	101 083	13.03	62 741	18.71
跌倒	450 966	40.59	311 476	40.16	139 490	41.59
钝器伤	166 086	14.95	120 903	15.59	45 183	13.47
火器伤	849	0.08	660	0.09	189	0.06
锐器伤	123 126	11.08	89 309	11.52	33 817	10.08
烧烫伤	19 732	1.78	14 645	1.89	5 087	1.52
窒息	2 825	0.25	2 631	0.34	194	0.06
溺水	142	0.01	82	0.01	60	0.02
中毒	15 833	1.43	8 867	1.14	6 966	2.08
动物伤	103 961	9.36	79 963	10.31	23 998	7.15
性侵犯	47	0.00	46	0.01	1	0.00
其他	47 381	4.26	31 246	4.03	16 135	4.81
不清楚	16 180	1.46	14 618	1.88	1 562	0.47
合计	1 110 952	100.00	775 529	100.00	335 423	100.00
女性						
道路交通伤害	136 046	16.76	85 867	14.83	50 179	21.57
跌倒	343 966	42.38	239 901	41.44	104 065	44.73
钝器伤	76 474	9.42	57 379	9.91	19 095	8.21
火器伤	349	0.04	262	0.05	87	0.04
锐器伤	62 946	7.76	45 481	7.86	17 465	7.51
烧烫伤	15 952	1.97	12 695	2.19	3 257	1.40
窒息	3 099	0.38	2 938	0.51	161	0.07
溺水	121	0.01	76	0.01	45	0.02
中毒	11 489	1.42	7 049	1.22	4 440	1.91
动物伤	121 169	14.93	96 313	16.64	24 856	10.68
性侵犯	76	0.01	63	0.01	13	0.01
其他	28 465	3.51	20 490	3.54	7 975	3.43
不清楚	11 456	1.41	10 456	1.81	1 000	0.43
合计	811 608	100.00	578 970	100.00	232 638	100.00
合计						
道路交通伤害	299 870	15.60	186 950	13.80	112 920	19.88

表 9（续）

伤害原因	合计		城市		农村	
	例次	构成比 /%	例次	构成比 /%	例次	构成比 /%
跌倒	794 932	41.35	551 377	40.71	243 555	42.87
钝器伤	242 560	12.62	178 282	13.16	64 278	11.32
火器伤	1 198	0.06	922	0.07	276	0.05
锐器伤	186 072	9.68	134 790	9.95	51 282	9.03
烧烫伤	35 684	1.86	27 340	2.02	8 344	1.47
窒息	5 924	0.31	5 569	0.41	355	0.06
溺水	263	0.01	158	0.01	105	0.02
中毒	27 322	1.42	15 916	1.18	11 406	2.01
动物伤	225 130	11.71	176 276	13.01	48 854	8.60
性侵犯	123	0.01	109	0.01	14	0.00
其他	75 846	3.95	51 736	3.82	24 110	4.24
不清楚	27 636	1.44	25 074	1.85	2 562	0.45
合计	1 922 560	100.00	1 354 499	100.00	568 061	100.00

表 10　2023 年全国伤害监测系统病例分东、中、西部地区和性别的伤害原因构成

伤害原因	合计		东部		中部		西部	
	例次	构成比 /%	例次	构成比 /%	例次	构成比 /%	例次	构成比 /%
男性								
道路交通伤害	163 824	14.75	80 432	13.86	41 794	20.89	41 598	12.58
跌倒	450 966	40.59	220 006	37.91	86 588	43.28	144 372	43.67
钝器伤	166 086	14.95	88 155	15.19	25 314	12.65	52 617	15.92
火器伤	849	0.08	275	0.05	136	0.07	438	0.13
锐器伤	123 126	11.08	69 902	12.05	19 895	9.94	33 329	10.08
烧烫伤	19 732	1.78	10 892	1.88	1 951	0.98	6 889	2.08
窒息	2 825	0.25	2 035	0.35	42	0.02	748	0.23
溺水	142	0.01	72	0.01	25	0.01	45	0.01
中毒	15 833	1.43	5 519	0.95	3 725	1.86	6 589	1.99
动物伤	103 961	9.36	67 204	11.58	8 755	4.38	28 002	8.47
性侵犯	47	0.00	10	0.00	19	0.01	18	0.01
其他	47 381	4.26	25 368	4.37	9 330	4.66	12 683	3.84
不清楚	16 180	1.46	10 396	1.79	2 507	1.25	3 277	0.99
合计	1 110 952	100.00	580 266	100.00	200 081	100.00	330 605	100.00

表 10（续）

伤害原因	合计		东部		中部		西部	
	例次	构成比 /%	例次	构成比 /%	例次	构成比 /%	例次	构成比 /%
女性								
道路交通伤害	136 046	16.76	65 974	14.96	36 627	25.45	33 445	14.76
跌倒	343 966	42.38	173 421	39.32	66 711	46.35	103 834	45.83
钝器伤	76 474	9.42	42 804	9.70	10 768	7.48	22 902	10.11
火器伤	349	0.04	107	0.02	57	0.04	185	0.08
锐器伤	62 946	7.76	37 097	8.41	10 012	6.96	15 837	6.99
烧烫伤	15 952	1.97	9 989	2.26	1 345	0.93	4 618	2.04
窒息	3 099	0.38	2 319	0.53	31	0.02	749	0.33
溺水	121	0.01	59	0.01	22	0.02	40	0.02
中毒	11 489	1.42	3 630	0.82	2 424	1.68	5 435	2.40
动物伤	121 169	14.93	82 573	18.72	8 734	6.07	29 862	13.18
性侵犯	76	0.01	23	0.01	22	0.02	31	0.01
其他	28 465	3.51	16 218	3.68	5 117	3.56	7 130	3.15
不清楚	11 456	1.41	6 875	1.56	2 067	1.44	2 514	1.11
合计	811 608	100.00	441 089	100.00	143 937	100.00	226 582	100.00
合计								
道路交通伤害	299 870	15.60	146 406	14.33	78 421	22.80	75 043	13.47
跌倒	794 932	41.35	393 427	38.52	153 299	44.56	248 206	44.55
钝器伤	242 560	12.62	130 959	12.82	36 082	10.49	75 519	13.55
火器伤	1 198	0.06	382	0.04	193	0.06	623	0.11
锐器伤	186 072	9.68	106 999	10.48	29 907	8.69	49 166	8.82
烧烫伤	35 684	1.86	20 881	2.04	3 296	0.96	11 507	2.07
窒息	5 924	0.31	4 354	0.43	73	0.02	1 497	0.27
溺水	263	0.01	131	0.01	47	0.01	85	0.02
中毒	27 322	1.42	9 149	0.90	6 149	1.79	12 024	2.16
动物伤	225 130	11.71	149 777	14.66	17 489	5.08	57 864	10.39
性侵犯	123	0.01	33	0.00	41	0.01	49	0.01
其他	75 846	3.95	41 586	4.07	14 447	4.20	19 813	3.56
不清楚	27 636	1.44	17 271	1.69	4 574	1.33	5 791	1.04
合计	1 922 560	100.00	1 021 355	100.00	344 018	100.00	557 187	100.00

（三）不同职业病例的伤害发生原因

表 11　2023 年全国伤害监测系统不同职业病例的伤害原因构成

职业	合计		道路交通伤害		跌倒		钝器伤		火器伤		锐器伤		烧烫伤	
	例次	构成比/%	例次	构成比/%	例次	构成比/%	例次	构成比/%	例次	构成比/%	例次	构成比/%	例次	构成比/%
学龄前儿童	103 094	100.00	5 040	4.89	57 302	55.58	9 530	9.24	46	0.04	4 643	4.50	4 219	4.09
在校学生	363 969	100.00	35 266	9.69	177 984	48.90	46 813	12.86	124	0.03	24 703	6.79	4 185	1.15
家务	165 399	100.00	30 434	18.40	81 234	49.11	13 905	8.41	110	0.07	12 982	7.85	2 935	1.77
待业人员	36 897	100.00	6 930	18.78	13 424	36.38	5 260	14.26	29	0.08	3 437	9.32	682	1.85
离退休人员	147 952	100.00	22 742	15.37	78 916	53.34	10 915	7.38	48	0.03	11 410	7.71	3 225	2.18
专业技术人员	243 046	100.00	37 061	15.25	82 286	33.86	34 448	14.17	267	0.11	34 138	14.05	5 959	2.45
办事人员和有关人员	111 879	100.00	19 552	17.48	39 294	35.12	13 911	12.43	94	0.08	11 676	10.44	2 342	2.09
商业、服务业人员	249 268	100.00	48 903	19.62	76 627	30.74	34 585	13.87	123	0.05	29 030	11.65	3 959	1.59
农牧渔水利业生产人员	202 436	100.00	41 873	20.68	88 334	43.64	24 604	12.15	135	0.07	20 583	10.17	2 371	1.17
生产运输设备操作人员及有关人员	130 098	100.00	24 053	18.49	34 925	26.85	30 228	23.23	90	0.07	19 806	15.22	2 850	2.19
军人	1 158	100.00	85	7.34	408	35.23	194	16.75	4	0.35	160	13.82	14	1.21
其他	130 807	100.00	18 162	13.88	54 639	41.77	14 090	10.77	105	0.08	10 079	7.71	2 421	1.85
不清楚	36 557	100.00	9 769	26.72	9 559	26.15	4 077	11.15	23	0.06	3 425	9.37	522	1.43
合计	1 922 560	100.00	299 870	15.60	794 932	41.35	242 560	12.62	1 198	0.06	186 072	9.68	35 684	1.86

表 11（续）

职业	窒息		溺水		中毒		动物伤		性侵犯		其他		不清楚	
	例次	构成比/%	例次	构成比/%	例次	构成比/%	例次	构成比/%	例次	构成比/%	例次	构成比/%	例次	构成比/%
学龄前儿童	591	0.57	41	0.04	812	0.79	13 634	13.22	1	0.00	5 023	4.87	2 212	2.15
在校学生	722	0.20	55	0.02	4 299	1.18	53 110	14.59	38	0.01	11 884	3.27	4 786	1.31
家务	183	0.11	22	0.01	2 786	1.68	13 819	8.35	12	0.01	5 546	3.35	1 431	0.87
待业人员	47	0.13	8	0.02	1 444	3.91	3 857	10.45	6	0.02	1 399	3.79	374	1.01
离退休人员	570	0.39	19	0.01	997	0.67	12 847	8.68	2	0.00	5 478	3.70	783	0.53
专业技术人员	695	0.29	14	0.01	2 869	1.18	32 302	13.29	3	0.00	10 899	4.48	2 105	0.87
办事人员和有关人员	458	0.41	4	0.00	1 464	1.31	17 822	15.93	4	0.00	4 555	4.07	703	0.63
商业、服务业人员	2 081	0.83	32	0.01	5 135	2.06	38 996	15.64	12	0.00	8 406	3.37	1 379	0.55
农牧渔水利业生产人员	80	0.04	31	0.02	4 563	2.25	12 906	6.38	15	0.01	6 155	3.04	786	0.39
生产运输设备操作人员及有关人员	124	0.10	6	0.00	1 218	0.94	7 488	5.76	6	0.00	8 890	6.83	414	0.32
军人	2	0.17	0	0.00	12	1.04	222	19.17	0	0.00	50	4.32	7	0.60
其他	348	0.27	21	0.02	1 281	0.98	15 950	12.19	17	0.01	6 467	4.94	7 227	5.52
不清楚	23	0.06	10	0.03	442	1.21	2 177	5.96	7	0.02	1 094	2.99	5 429	14.85
合计	5 924	0.31	263	0.01	27 322	1.42	225 130	11.71	123	0.01	75 846	3.95	27 636	1.44

（四）不同伤害原因病例的特征

1. 伤害发生地点

表 12 2023 年全国伤害监测系统不同伤害原因病例发生地点构成

发生地点	合计		道路交通伤害		跌倒		钝器伤		火器伤		锐器伤		烧烫伤	
	例次	构成比/%	例次	构成比/%	例次	构成比/%	例次	构成比/%	例次	构成比/%	例次	构成比/%	例次	构成比/%
家中	701 076	36.47	0	0.00	296 181	37.26	66 652	27.48	387	32.30	90 132	48.44	22 822	63.96
公共居住场所	167 079	8.69	0	0.00	93 347	11.74	26 191	10.80	127	10.60	14 527	7.81	1 859	5.21
学校/幼儿园/托育机构	128 474	6.68	0	0.00	81 407	10.24	26 270	10.83	44	3.67	8 447	4.54	1 080	3.03
公共场所	218 482	11.36	0	0.00	112 327	14.13	43 424	17.90	160	13.36	20 527	11.03	3 248	9.10
体育运动场所	63 361	3.30	0	0.00	47 526	5.98	8 497	3.50	67	5.59	1 976	1.06	145	0.41
公路/街道	436 206	22.69	299 870	100.00	102 371	12.88	12 260	5.05	86	7.18	9 202	4.95	637	1.79
工业和建筑场所	144 480	7.51	0	0.00	40 004	5.03	51 612	21.28	298	24.87	34 227	18.39	5 043	14.13
农业场所	31 452	1.64	0	0.00	16 526	2.08	4 540	1.87	10	0.83	4 581	2.46	220	0.62
开放水域	3 820	0.20	0	0.00	716	0.09	523	0.22	3	0.25	699	0.38	67	0.19
其他	3 748	0.19	0	0.00	795	0.10	464	0.19	7	0.58	359	0.19	76	0.21
不清楚	24 382	1.27	0	0.00	3 732	0.47	2 127	0.88	9	0.75	1 395	0.75	487	1.36
合计	1 922 560	100.00	299 870	100.00	794 932	100.00	242 560	100.00	1 198	100.00	186 072	100.00	35 684	100.00

表 12（续）

发生地点	窒息		溺水		中毒		动物伤		性侵犯		其他		不清楚	
	例次	构成比/%	例次	构成比/%	例次	构成比/%	例次	构成比/%	例次	构成比/%	例次	构成比/%	例次	构成比/%
家中	3 696	62.39	35	13.31	15 888	58.15	164 290	72.98	39	31.71	34 417	45.38	6 537	23.65
公共居住场所	976	16.48	25	9.51	2 589	9.48	21 360	9.49	10	8.13	4 477	5.90	1 591	5.76
学校/幼儿园/托育机构	96	1.62	11	4.18	1 057	3.87	3 424	1.52	17	13.82	5 804	7.65	817	2.96
公共场所	997	16.83	35	13.31	5 035	18.43	20 484	9.10	32	26.02	10 634	14.02	1 579	5.71
体育运动场所	54	0.91	15	5.70	85	0.31	1 801	0.80	1	0.81	2 762	3.64	432	1.56
公路/街道	39	0.66	5	1.90	1 341	4.91	6 891	3.06	4	3.25	2 977	3.93	523	1.89
工业和建筑场所	57	0.96	4	1.52	249	0.91	983	0.44	2	1.63	11 073	14.60	928	3.36
农业场所	1	0.02	17	6.46	521	1.91	3 857	1.71	2	1.63	1 091	1.44	86	0.31
开放水域	4	0.07	108	41.06	81	0.30	490	0.22	0	0.00	1 063	1.40	66	0.24
其他	3	0.05	7	2.66	131	0.48	163	0.07	3	2.44	652	0.86	1 088	3.94
不清楚	1	0.02	1	0.38	345	1.26	1 387	0.62	13	10.57	896	1.18	13 989	50.62
合计	5 924	100.00	263	100.00	27 322	100.00	225 130	100.00	123	100.00	75 846	100.00	27 636	100.00

2. 伤害发生时活动

表 13　2023 年全国伤害监测系统不同伤害原因病例发生时的活动构成

伤害发生时的活动	合计		道路交通伤害		跌倒		钝器伤		火器伤		锐器伤		烧烫伤	
	例次	构成比/%	例次	构成比/%	例次	构成比/%	例次	构成比/%	例次	构成比/%	例次	构成比/%	例次	构成比/%
工作	221 454	11.52	3 206	1.07	73 223	9.21	66 627	27.47	356	29.72	47 756	25.67	7 689	21.55
家务	194 450	10.11	548	0.18	94 872	11.93	21 902	9.03	168	14.02	39 992	21.49	10 058	28.19
学习	32 853	1.71	460	0.15	17 478	2.20	6 822	2.81	44	3.67	3 544	1.90	350	0.98
体育活动	93 646	4.87	959	0.32	70 084	8.82	13 132	5.41	65	5.43	3 142	1.69	349	0.98
休闲活动	672 151	34.96	19 306	6.44	297 691	37.45	93 273	38.45	381	31.80	53 513	28.76	11 390	31.92
生命活动	213 577	11.11	7 687	2.56	84 387	10.62	22 930	9.45	97	8.10	28 455	15.29	4 022	11.27
驾乘交通工具	273 852	14.24	238 619	79.57	29 176	3.67	2 675	1.10	31	2.59	798	0.43	228	0.64
步行	161 948	8.42	26 959	8.99	114 138	14.36	6 223	2.57	13	1.09	4 238	2.28	220	0.62
其他	9 817	0.51	154	0.05	2 527	0.32	2 766	1.14	9	0.75	733	0.39	156	0.44
不清楚	48 812	2.54	1 972	0.66	11 356	1.43	6 210	2.56	34	2.84	3 901	2.10	1 222	3.42
合计	1 922 560	100.00	299 870	100.00	794 932	100.00	242 560	100.00	1 198	100.00	186 072	100.00	35 684	100.00

表 13（续）

伤害发生时的活动	窒息		溺水		中毒		动物伤		性侵犯		其他		不清楚	
	例次	构成比/%	例次	构成比/%	例次	构成比/%	例次	构成比/%	例次	构成比/%	例次	构成比/%	例次	构成比/%
工作	81	1.37	3	1.14	681	2.49	6 734	2.99	5	4.07	13 813	18.21	1 280	4.63
家务	197	3.33	10	3.80	1 194	4.37	18 280	8.12	11	8.94	6 080	8.02	1 138	4.12
学习	23	0.39	1	0.38	210	0.77	2 188	0.97	8	6.50	1 421	1.87	304	1.10
体育活动	60	1.01	15	5.70	76	0.28	1 667	0.74	1	0.81	3 496	4.61	600	2.17
休闲活动	865	14.60	135	51.33	11 274	41.26	158 111	70.23	48	39.02	22 380	29.51	3 784	13.69
生命活动	4 520	76.30	38	14.45	12 009	43.95	26 762	11.89	27	21.95	20 603	27.16	2 040	7.38
驾乘交通工具	94	1.59	7	2.66	42	0.15	507	0.23	0	0.00	1 469	1.94	206	0.75
步行	50	0.84	13	4.94	135	0.49	7 633	3.39	6	4.88	2 065	2.72	255	0.92
其他	8	0.14	10	3.80	478	1.75	789	0.35	2	1.63	2 124	2.80	61	0.22
不清楚	26	0.44	31	11.79	1 223	4.48	2 459	1.09	15	12.20	2 395	3.16	17 968	65.02
合计	5 924	100.00	263	100.00	27 322	100.00	225 130	100.00	123	100.00	75 846	100.00	27 636	100.00

3. 伤害意图

表 14 2023 年全国伤害监测系统不同伤害原因病例伤害意图构成

伤害意图	合计 例次	合计 构成比/%	道路交通伤害 例次	构成比/%	跌倒 例次	构成比/%	钝器伤 例次	构成比/%	火器伤 例次	构成比/%	锐器伤 例次	构成比/%	烧烫伤 例次	构成比/%
非故意	1 839 840	95.70	297 931	99.35	789 045	99.26	200 056	82.48	1 164	97.16	179 235	96.33	35 084	98.32
自伤/自杀	10 765	0.56	731	0.24	1 248	0.16	548	0.23	8	0.67	2 346	1.26	60	0.17
他人故意	57 422	2.99	501	0.17	3 137	0.39	40 835	16.84	18	1.50	4 041	2.17	66	0.18
其他	1 570	0.08	78	0.03	129	0.02	91	0.04	2	0.17	49	0.03	15	0.04
不清楚	12 963	0.67	629	0.21	1 373	0.17	1 030	0.42	6	0.50	401	0.22	459	1.29
合计	1 922 560	100.00	299 870	100.00	794 932	100.00	242 560	100.00	1 198	100.00	186 072	100.00	35 684	100.00

伤害意图	窒息 例次	构成比/%	溺水 例次	构成比/%	中毒 例次	构成比/%	动物伤 例次	构成比/%	性侵犯 例次	构成比/%	其他 例次	构成比/%	不清楚 例次	构成比/%
非故意	5 860	98.92	204	77.57	21 144	77.39	221 873	98.55	0	0.00	65 197	85.96	23 047	83.39
自伤/自杀	41	0.69	50	19.01	5 254	19.23	95	0.04	0	0.00	269	0.35	115	0.42
他人故意	22	0.37	2	0.76	296	1.08	320	0.14	123	100.00	7 366	9.71	695	2.51
其他	0	0.00	1	0.38	204	0.75	173	0.08	0	0.00	253	0.33	575	2.08
不清楚	1	0.02	6	2.28	424	1.55	2 669	1.19	0	0.00	2 761	3.64	3 204	11.59
合计	5 924	100.00	263	100.00	27 322	100.00	225 130	100.00	123	100.00	75 846	100.00	27 636	100.00

4. 伤害性质

表 15 2023 年全国伤害监测系统不同伤害原因病例伤害性质构成

伤害性质	合计		道路交通伤害		跌倒		钝器伤		火器伤		锐器伤		烧烫伤	
	例次	构成比/%	例次	构成比/%	例次	构成比/%	例次	构成比/%	例次	构成比/%	例次	构成比/%	例次	构成比/%
骨折	261 595	13.61	54 976	18.33	171 400	21.56	26 115	10.77	22	1.84	2 579	1.39	35	0.10
关节脱位	44 814	2.33	5 334	1.78	31 464	3.96	3 134	1.29	10	0.83	349	0.19	17	0.05
扭伤/拉伤	268 628	13.97	28 516	9.51	160 250	20.16	18 921	7.80	125	10.43	23 904	12.85	73	0.20
锐器伤/开放伤	366 686	19.07	42 712	14.24	108 381	13.63	52 951	21.83	362	30.22	139 682	75.07	237	0.66
叮/咬/抓伤	193 797	10.08	593	0.20	2 747	0.35	1 152	0.47	161	13.44	866	0.47	5 197	14.56
挫伤/擦伤	607 398	31.59	146 949	49.00	289 326	36.40	127 614	52.61	178	14.86	17 020	9.15	399	1.12
烧烫伤	37 654	1.96	635	0.21	770	0.10	424	0.17	265	22.12	223	0.12	29 531	82.76
颅脑损伤	64 019	3.33	16 345	5.45	24 052	3.03	8 911	3.67	25	2.09	499	0.27	43	0.12
内脏器官伤	32 327	1.68	2 144	0.71	1 849	0.23	983	0.41	16	1.34	312	0.17	70	0.20
其他	36 328	1.89	1 180	0.39	3 362	0.42	1 944	0.80	26	2.17	413	0.22	59	0.17
不清楚	9 314	0.48	486	0.16	1 331	0.17	411	0.17	8	0.67	225	0.12	23	0.06
合计	1 922 560	100.00	299 870	100.00	794 932	100.00	242 560	100.00	1 198	100.00	186 072	100.00	35 684	100.00

伤害性质	窒息		溺水		中毒		动物伤		性侵犯		其他		不清楚	
	例次	构成比/%	例次	构成比/%	例次	构成比/%	例次	构成比/%	例次	构成比/%	例次	构成比/%	例次	构成比/%
骨折	38	0.64	6	2.28	22	0.08	294	0.13	7	5.69	3 815	5.03	2 286	8.27
关节脱位	107	1.81	1	0.38	13	0.05	215	0.10	1	0.81	2 586	3.41	1 583	5.73
扭伤/拉伤	462	7.80	5	1.90	98	0.36	24 180	10.74	8	6.50	8 518	11.23	3 568	12.91
锐器伤/开放伤	737	12.44	4	1.52	138	0.51	11 833	5.26	19	15.45	6 338	8.36	3 292	11.91
叮/咬/抓伤	97	1.64	4	1.52	357	1.31	181 238	80.50	4	3.25	1 068	1.41	313	1.13
挫伤/擦伤	367	6.20	17	6.46	265	0.97	2 565	1.14	65	52.85	16 764	22.10	5 869	21.24
烧烫伤	267	4.51	20	7.60	4 128	15.11	323	0.14	0	0.00	857	1.13	211	0.76
颅脑损伤	154	2.60	21	7.98	1 928	7.06	2 960	1.31	4	3.25	8 319	10.97	758	2.74
内脏器官伤	523	8.83	130	49.43	16 192	59.26	624	0.28	0	0.00	5 115	6.74	4 369	15.81
其他	2 720	45.91	41	15.59	3 610	13.21	238	0.11	9	7.32	22 031	29.05	695	2.51
不清楚	452	7.63	14	5.32	571	2.09	660	0.29	6	4.88	435	0.57	4 692	16.98
合计	5 924	100.00	263	100.00	27 322	100.00	225 130	100.00	123	100.00	75 846	100.00	27 636	100.00

5. 伤害部位

表16 2023年全国伤害监测系统不同伤害原因病因伤害部位构成

伤害部位	合计		道路交通伤害		跌倒		钝器伤		火器伤		锐器伤		烧烫伤	
	例次	构成比/%	例次	构成比/%	例次	构成比/%	例次	构成比/%	例次	构成比/%	例次	构成比/%	例次	构成比/%
头颈部	487 439	25.35	70 595	23.54	198 091	24.92	102 375	42.21	424	35.39	41 538	22.32	6 914	19.38
上肢	542 531	28.22	37 831	12.62	165 569	20.83	64 307	26.51	289	24.12	103 736	55.75	12 204	34.20
下肢	490 403	25.51	79 523	26.52	263 778	33.18	35 569	14.66	194	16.19	32 081	17.24	9 836	27.56
躯干	215 356	11.20	47 488	15.84	119 671	15.05	23 539	9.70	103	8.60	3 536	1.90	2 394	6.71
多部位	125 865	6.55	55 914	18.65	39 586	4.98	11 703	4.82	78	6.51	1 685	0.91	3 297	9.24
全身广泛受伤	26 847	1.40	5 945	1.98	2 610	0.33	939	0.39	38	3.17	190	0.10	501	1.40
其他	24 883	1.29	2 294	0.76	4 918	0.62	3 832	1.58	68	5.68	3 197	1.72	456	1.28
不清楚	9 236	0.48	280	0.09	709	0.09	296	0.12	4	0.33	109	0.06	82	0.23
合计	1 922 560	100.00	299 870	100.00	794 932	100.00	242 560	100.00	1 198	100.00	186 072	100.00	35 684	100.00

伤害部位	窒息		溺水		中毒		动物伤		性侵犯		其他		不清楚	
	例次	构成比/%	例次	构成比/%	例次	构成比/%	例次	构成比/%	例次	构成比/%	例次	构成比/%	例次	构成比/%
头颈部	4 957	83.68	19	7.22	1 802	6.60	10 987	4.88	34	27.64	41 630	54.89	8 073	29.21
上肢	198	3.34	5	1.90	250	0.92	146 091	64.89	11	8.94	7 548	9.95	4 492	16.25
下肢	80	1.35	7	2.66	175	0.64	57 080	25.35	5	4.07	7 506	9.90	4 569	16.53
躯干	348	5.87	48	18.25	2 397	8.77	4 919	2.18	22	17.89	7 820	10.31	3 071	11.11
多部位	129	2.18	58	22.05	6 303	23.07	3 514	1.56	27	21.95	2 602	3.43	969	3.51
全身广泛受伤	104	1.76	97	36.88	14 212	52.02	596	0.26	5	4.07	1 377	1.82	233	0.84
其他	64	1.08	10	3.80	1 319	4.83	1 826	0.81	18	14.63	6 383	8.42	498	1.80
不清楚	44	0.74	19	7.22	864	3.16	117	0.05	1	0.81	980	1.29	5 731	20.74
合计	5 924	100.00	263	100.00	27 322	100.00	225 130	100.00	123	100.00	75 846	100.00	27 636	100.00

6. 伤害累及系统

表 17 2023 年全国伤害监测系统不同伤害原因病例伤害累及系统构成

伤害累及系统	合计		道路交通伤害		跌倒		钝器伤		火器伤		锐器伤		烧烫伤	
	例次	构成比/%	例次	构成比/%	例次	构成比/%	例次	构成比/%	例次	构成比/%	例次	构成比/%	例次	构成比/%
中枢神经系统	193 232	10.05	41 367	13.79	87 723	11.04	36 853	15.19	115	9.60	8 321	4.47	1 553	4.35
呼吸系统	58 272	3.03	10 502	3.50	19 833	2.49	9 293	3.83	38	3.17	7 732	4.16	143	0.40
循环系统	12 496	0.65	860	0.29	2 334	0.29	1 149	0.47	55	4.59	2 775	1.49	48	0.13
消化系统	44 219	2.30	2 353	0.78	5 471	0.69	5 964	2.46	61	5.09	8 583	4.61	116	0.33
泌尿生殖系统	158 667	8.25	23 050	7.69	73 270	9.22	15 995	6.59	127	10.60	16 513	8.87	2 444	6.85
运动系统	815 463	42.42	135 889	45.32	409 551	51.52	80 816	33.32	264	22.04	70 873	38.09	5 519	15.47
皮肤	466 735	24.28	57 262	19.10	149 021	18.75	57 837	23.84	333	27.80	59 238	31.84	21 866	61.28
多系统	63 259	3.29	19 427	6.48	15 805	1.99	6 494	2.68	52	4.34	1 455	0.78	796	2.23
其他	85 907	4.47	7 314	2.44	21 909	2.76	25 846	10.66	142	11.85	7 935	4.26	2 619	7.34
不清楚	24 310	1.26	1 846	0.62	10 015	1.26	2 313	0.95	11	0.92	2 647	1.42	580	1.63
合计	1 922 560	100.00	299 870	100.00	794 932	100.00	242 560	100.00	1 198	100.00	186 072	100.00	35 684	100.00

伤害累及系统	窒息		溺水		中毒		动物伤		性侵犯		其他		不清楚	
	例次	构成比/%	例次	构成比/%	例次	构成比/%	例次	构成比/%	例次	构成比/%	例次	构成比/%	例次	构成比/%
中枢神经系统	147	2.48	25	9.51	4 386	16.05	4 925	2.19	12	9.76	5 933	7.82	1 872	6.77
呼吸系统	3 815	64.40	90	34.22	396	1.45	615	0.27	7	5.69	4 393	5.79	1 415	5.12
循环系统	336	5.67	5	1.90	2 129	7.79	258	0.11	0	0.00	1 798	2.37	749	2.71
消化系统	689	11.63	3	1.14	6 221	22.77	250	0.11	3	2.44	14 025	18.49	480	1.74
泌尿生殖系统	173	2.92	2	0.76	126	0.46	20 080	8.92	26	21.14	5 335	7.03	1 526	5.52
运动系统	217	3.66	32	12.17	2 762	10.11	88 281	39.21	23	18.70	13 506	17.81	7 730	27.97
皮肤	400	6.75	9	3.42	564	2.06	101 703	45.18	24	19.51	12 852	16.94	5 626	20.36
多系统	86	1.45	91	34.60	10 301	37.70	2 127	0.94	23	18.70	2 293	3.02	4 309	15.59
其他	52	0.88	3	1.14	164	0.60	3 352	1.49	2	1.63	14 750	19.45	1 819	6.58
不清楚	9	0.15	3	1.14	273	1.00	3 539	1.57	3	2.44	961	1.27	2 110	7.63
合计	5 924	100.00	263	100.00	27 322	100.00	225 130	100.00	123	100.00	75 846	100.00	27 636	100.00

7. 伤害严重程度

表 18　2023 年全国伤害监测系统不同伤害原因病例伤害严重程度构成

伤害严重程度	合计		道路交通伤害		跌倒		钝器伤		火器伤		锐器伤		烧烫伤	
	例次	构成比/%	例次	构成比/%	例次	构成比/%	例次	构成比/%	例次	构成比/%	例次	构成比/%	例次	构成比/%
轻度	1 441 764	74.99	208 944	69.68	564 715	71.04	185 963	76.67	970	80.97	146 604	78.79	26 015	72.90
中度	447 518	23.28	80 705	26.91	217 109	27.31	54 582	22.50	201	16.78	37 912	20.37	8 856	24.82
重度	33 278	1.73	10 221	3.41	13 108	1.65	2 015	0.83	27	2.25	1 556	0.84	813	2.28
合计	1 922 560	100.00	299 870	100.00	794 932	100.00	242 560	100.00	1 198	100.00	186 072	100.00	35 684	100.00

伤害严重程度	窒息		溺水		中毒		动物伤		性侵犯		其他		不清楚	
	例次	构成比/%	例次	构成比/%	例次	构成比/%	例次	构成比/%	例次	构成比/%	例次	构成比/%	例次	构成比/%
轻度	4 763	80.40	96	36.50	15 786	57.78	201 339	89.43	91	73.98	63 077	83.16	23 401	84.68
中度	1 080	18.23	91	34.60	9 739	35.65	21 094	9.37	30	24.39	12 107	15.96	4 012	14.52
重度	81	1.37	76	28.90	1 797	6.58	2 697	1.20	2	1.63	662	0.87	223	0.81
合计	5 924	100.00	263	100.00	27 322	100.00	225 130	100.00	123	100.00	75 846	100.00	27 636	100.00

8. 伤害结局

表 19 2023 年全国伤害监测系统不同伤害原因病例伤害结局构成

伤害结局	合计		道路交通伤害		跌倒		钝器伤		火器伤		锐器伤		烧烫伤	
	例次	构成比/%	例次	构成比/%	例次	构成比/%	例次	构成比/%	例次	构成比/%	例次	构成比/%	例次	构成比/%
处理后离院	1 655 420	86.10	228 307	76.14	669 829	84.26	218 620	90.13	1 014	84.64	171 198	92.01	31 307	87.73
留观	46 559	2.42	9 478	3.16	18 124	2.28	4 325	1.78	44	3.67	2 306	1.24	530	1.49
转院	11 626	0.60	3 286	1.10	5 036	0.63	998	0.41	9	0.75	832	0.45	207	0.58
住院	202 776	10.55	57 215	19.08	99 414	12.51	17 911	7.38	126	10.52	11 434	6.14	3 567	10.00
死亡	1 416	0.07	601	0.20	371	0.05	91	0.04	3	0.25	37	0.02	25	0.07
其他	4 763	0.25	983	0.33	2 158	0.27	615	0.25	2	0.17	265	0.14	48	0.13
合计	1 922 560	100.00	299 870	100.00	794 932	100.00	242 560	100.00	1 198	100.00	186 072	100.00	35 684	100.00

伤害结局	窒息		溺水		中毒		动物伤		性侵犯		其他		不清楚	
	例次	构成比/%	例次	构成比/%	例次	构成比/%	例次	构成比/%	例次	构成比/%	例次	构成比/%	例次	构成比/%
处理后离院	5 589	94.35	75	28.52	14 180	51.90	220 791	98.07	100	81.30	68 925	90.87	25 485	92.22
留观	81	1.37	29	11.03	6 889	25.21	2 438	1.08	11	8.94	1 699	2.24	605	2.19
转院	20	0.34	9	3.42	579	2.12	124	0.06	0	0.00	440	0.58	86	0.31
住院	200	3.38	108	41.06	5 376	19.68	1 698	0.75	12	9.76	4 360	5.75	1 355	4.90
死亡	31	0.52	39	14.83	98	0.36	12	0.01	0	0.00	95	0.13	13	0.05
其他	3	0.05	3	1.14	200	0.73	67	0.03	0	0.00	327	0.43	92	0.33
合计	5 924	100.00	263	100.00	27 322	100.00	225 130	100.00	123	100.00	75 846	100.00	27 636	100.00

二、伤害发生时间

表20 2023年全国伤害监测系统病例分城乡的伤害发生月份构成

伤害发生月份	合计		城市		农村	
	例次	构成比/%	例次	构成比/%	例次	构成比/%
1月	104 795	5.45	73 319	5.41	31 476	5.54
2月	109 867	5.71	79 222	5.85	30 645	5.39
3月	125 701	6.54	88 323	6.52	37 378	6.58
4月	156 598	8.15	113 395	8.37	43 203	7.61
5月	178 113	9.26	123 139	9.09	54 974	9.68
6月	181 232	9.43	125 540	9.27	55 692	9.80
7月	193 400	10.06	134 464	9.93	58 936	10.37
8月	190 141	9.89	133 129	9.83	57 012	10.04
9月	192 987	10.04	136 640	10.09	56 347	9.92
10月	188 435	9.80	131 454	9.70	56 981	10.03
11月	164 417	8.55	115 336	8.52	49 081	8.64
12月	136 874	7.12	100 538	7.42	36 336	6.40
合计	1 922 560	100.00	1 354 499	100.00	568 061	100.00

三、伤害发生地点

表21 2023年全国伤害监测系统病例分城乡的伤害发生地点构成

伤害发生地点	合计		城市		农村	
	例次	构成比/%	例次	构成比/%	例次	构成比/%
家中	701 076	36.47	489 526	36.14	211 550	37.24
公共居住场所	167 079	8.69	131 127	9.68	35 952	6.33
学校/幼儿园/托育机构	128 474	6.68	93 278	6.89	35 196	6.20
公共场所	218 482	11.36	166 184	12.27	52 298	9.21
体育运动场所	63 361	3.30	49 175	3.63	14 186	2.50
公路/街道	436 206	22.69	290 218	21.43	145 988	25.70
工业和建筑场所	144 480	7.51	94 844	7.00	49 636	8.74
农业场所	31 452	1.64	11 478	0.85	19 974	3.52
开放水域	3 820	0.20	2 954	0.22	866	0.15
其他	3 748	0.19	3 146	0.23	602	0.11
不清楚	24 382	1.27	22 569	1.67	1 813	0.32
合计	1 922 560	100.00	1 354 499	100.00	568 061	100.00

四、伤害发生时的活动

表 22　2023 年全国伤害监测系统病例分城乡、性别的伤害发生时的活动构成

伤害发生时的活动	合计		城市		农村	
	例次	构成比 /%	例次	构成比 /%	例次	构成比 /%
男性						
工作	171 947	15.48	112 565	14.51	59 382	17.70
家务	90 277	8.13	58 777	7.58	31 500	9.39
学习	21 752	1.96	15 275	1.97	6 477	1.93
体育活动	67 112	6.04	48 914	6.31	18 198	5.43
休闲活动	374 869	33.74	283 597	36.57	91 272	27.21
生命活动	115 396	10.39	77 168	9.95	38 228	11.40
驾乘交通工具	151 477	13.63	91 679	11.82	59 798	17.83
步行	83 757	7.54	60 380	7.79	23 377	6.97
其他	5 493	0.49	3 361	0.43	2 132	0.64
不清楚	28 872	2.60	23 813	3.07	5 059	1.51
合计	1 110 952	100.00	775 529	100.00	335 423	100.00
女性						
工作	49 507	6.10	32 519	5.62	16 988	7.30
家务	104 173	12.84	68 644	11.86	35 529	15.27
学习	11 101	1.37	7 668	1.32	3 433	1.48
体育活动	26 534	3.27	19 893	3.44	6 641	2.85
休闲活动	297 282	36.63	231 140	39.92	66 142	28.43
生命活动	98 181	12.10	66 459	11.48	31 722	13.64
驾乘交通工具	122 375	15.08	75 822	13.10	46 553	20.01
步行	78 191	9.63	57 130	9.87	21 061	9.05
其他	4 324	0.53	2 954	0.51	1 370	0.59
不清楚	19 940	2.46	16 741	2.89	3 199	1.38
合计	811 608	100.00	578 970	100.00	232 638	100.00
合计						
工作	221 454	11.52	145 084	10.71	76 370	13.44
家务	194 450	10.11	127 421	9.41	67 029	11.80
学习	32 853	1.71	22 943	1.69	9 910	1.74
体育活动	93 646	4.87	68 807	5.08	24 839	4.37
休闲活动	672 151	34.96	514 737	38.00	157 414	27.71

表 22（续）

伤害发生时的活动	合计		城市		农村	
	例次	构成比 /%	例次	构成比 /%	例次	构成比 /%
生命活动	213 577	11.11	143 627	10.60	69 950	12.31
驾乘交通工具	273 852	14.24	167 501	12.37	106 351	18.72
步行	161 948	8.42	117 510	8.68	44 438	7.82
其他	9 817	0.51	6 315	0.47	3 502	0.62
不清楚	48 812	2.54	40 554	2.99	8 258	1.45
合计	1 922 560	100.00	1 354 499	100.00	568 061	100.00

五、伤害意图

表 23　2023 年全国伤害监测系统病例分城乡、性别的伤害意图构成

伤害意图	合计		城市		农村	
	例次	构成比 /%	例次	构成比 /%	例次	构成比 /%
男性						
非故意	1 060 481	95.46	736 435	94.96	324 046	96.61
自伤 / 自杀	4 544	0.41	3 338	0.43	1 206	0.36
他人故意	37 989	3.42	28 627	3.69	9 362	2.79
其他	880	0.08	732	0.09	148	0.04
不清楚	7 058	0.64	6 397	0.82	661	0.20
合计	1 110 952	100.00	775 529	100.00	335 423	100.00
女性						
非故意	779 359	96.03	553 828	95.66	225 531	96.95
自伤 / 自杀	6 221	0.77	4 478	0.77	1 743	0.75
他人故意	19 433	2.39	14 587	2.52	4 846	2.08
其他	690	0.09	603	0.10	87	0.04
不清楚	5 905	0.73	5 474	0.95	431	0.19
合计	811 608	100.00	578 970	100.00	232 638	100.00
合计						
非故意	1 839 840	95.70	1 290 263	95.26	549 577	96.75
自伤 / 自杀	10 765	0.56	7 816	0.58	2 949	0.52
他人故意	57 422	2.99	43 214	3.19	14 208	2.50
其他	1 570	0.08	1 335	0.10	235	0.04
不清楚	12 963	0.67	11 871	0.88	1 092	0.19
合计	1 922 560	100.00	1 354 499	100.00	568 061	100.00

表24 2023年全国伤害监测系统病例分年龄的伤害意图构成

年龄组/岁	合计		非故意		自伤/自杀		他人故意		其他		不清楚	
	例次	构成比/%	例次	构成比/%	例次	构成比/%	例次	构成比/%	例次	构成比/%	例次	构成比/%
0	4 824	100.00	4 709	97.62	0	0.00	17	0.35	0	0.00	98	2.03
1~4	98 454	100.00	97 049	98.57	0	0.00	320	0.33	53	0.05	1 032	1.05
5~9	144 712	100.00	140 705	97.23	174	0.12	2 493	1.72	78	0.05	1 262	0.87
10~14	133 660	100.00	126 194	94.41	927	0.69	5 475	4.10	75	0.06	989	0.74
15~19	128 065	100.00	118 607	92.61	2 031	1.59	6 366	4.97	111	0.09	950	0.74
20~24	114 855	100.00	108 297	94.29	1 128	0.98	4 260	3.71	141	0.12	1 029	0.90
25~29	131 209	100.00	123 978	94.49	938	0.71	5 263	4.01	141	0.11	889	0.68
30~34	156 872	100.00	147 893	94.28	987	0.63	6 828	4.35	158	0.10	1 006	0.64
35~39	150 017	100.00	141 788	94.51	808	0.54	6 383	4.25	143	0.10	895	0.60
40~44	125 321	100.00	119 289	95.19	541	0.43	4 661	3.72	117	0.09	713	0.57
45~49	124 808	100.00	119 563	95.80	504	0.40	3 910	3.13	111	0.09	720	0.58
50~54	155 265	100.00	149 461	96.26	637	0.41	4 211	2.71	117	0.08	839	0.54
55~59	138 148	100.00	133 749	96.82	519	0.38	3 030	2.19	101	0.07	749	0.54
60~64	88 754	100.00	86 197	97.12	337	0.38	1 661	1.87	60	0.07	499	0.56
65~69	83 287	100.00	81 145	97.43	355	0.43	1 304	1.57	56	0.07	427	0.51
70~74	60 266	100.00	58 856	97.66	347	0.58	687	1.14	36	0.06	340	0.56
75~79	37 340	100.00	36 554	97.90	211	0.57	354	0.95	22	0.06	199	0.53
80~84	24 665	100.00	24 179	98.03	158	0.64	134	0.54	27	0.11	167	0.68
85~	22 038	100.00	21 627	98.14	163	0.74	65	0.29	23	0.10	160	0.73
合计	1 922 560	100.00	1 839 840	95.70	10 765	0.56	57 422	2.99	1 570	0.08	12 963	0.67

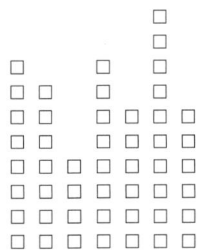

第四章

伤害相关临床特征

一、伤害部位

表 25　2023 年全国伤害监测系统病例分性别、是否死亡的伤害部位构成

伤害部位	合计		非死亡		死亡		男性 合计		非死亡		死亡		女性 合计		非死亡		死亡	
	例次	构成比/%	例次	构成比/%	例次	构成比/%	例次	构成比/%	例次	构成比/%	例次	构成比/%	例次	构成比/%	例次	构成比/%	例次	构成比/%
头颈部	487 439	25.35	486 943	25.35	496	35.03	305 088	27.46	304 743	27.45	345	37.22	182 351	22.47	182 200	22.46	151	30.88
上肢	542 531	28.22	542 479	28.24	52	3.67	308 549	27.77	308 517	27.79	32	3.45	233 982	28.83	233 962	28.84	20	4.09
下肢	490 403	25.51	490 325	25.52	78	5.51	271 490	24.44	271 441	24.45	49	5.29	218 913	26.97	218 884	26.99	29	5.93
躯干	215 356	11.20	215 214	11.20	142	10.03	119 442	10.75	119 360	10.75	82	8.85	95 914	11.82	95 854	11.82	60	12.27
多部位	125 865	6.55	125 524	6.53	341	24.08	69 870	6.29	69 654	6.27	216	23.30	55 995	6.90	55 870	6.89	125	25.56
全身广泛受伤	26 847	1.40	26 578	1.38	269	19.00	15 656	1.41	15 483	1.39	173	18.66	11 191	1.38	11 095	1.37	96	19.63
其他	24 883	1.29	24 865	1.29	18	1.27	15 444	1.39	15 431	1.39	13	1.40	9 439	1.16	9 434	1.16	5	1.02
不清楚	9 236	0.48	9 216	0.48	20	1.41	5 413	0.49	5 396	0.49	17	1.83	3 823	0.47	3 820	0.47	3	0.61
合计	1 922 560	100.00	1 921 144	100.00	1 416	100.00	1 110 952	100.00	1 110 025	100.00	927	100.00	811 608	100.00	811 119	100.00	489	100.00

表 26　2023 年全国伤害监测系统病例分城乡的伤害部位构成

伤害部位	合计		城市		农村	
	例次	构成比 /%	例次	构成比 /%	例次	构成比 /%
头颈部	487 439	25.35	340 784	25.16	146 655	25.82
上肢	542 531	28.22	398 327	29.41	144 204	25.39
下肢	490 403	25.51	345 232	25.49	145 171	25.56
躯干	215 356	11.20	146 039	10.78	69 317	12.20
多部位	125 865	6.55	84 652	6.25	41 213	7.26
全身广泛受伤	26 847	1.40	15 321	1.13	11 526	2.03
其他	24 883	1.29	15 547	1.15	9 336	1.64
不清楚	9 236	0.48	8 597	0.63	639	0.11
合计	1 922 560	100.00	1 354 499	100.00	568 061	100.00

二、伤害性质

表 27　2023 年全国伤害监测系统病例分性别的伤害性质构成

伤害性质	合计		男性		女性	
	例次	构成比 /%	例次	构成比 /%	例次	构成比 /%
骨折	261 595	13.61	143 922	12.95	117 673	14.50
关节脱位	44 814	2.33	24 096	2.17	20 718	2.55
扭伤 / 拉伤	268 628	13.97	151 760	13.66	116 868	14.40
锐器伤 / 开放伤	366 686	19.07	232 775	20.95	133 911	16.50
叮 / 咬 / 抓伤	193 797	10.08	90 447	8.14	103 350	12.73
挫伤 / 擦伤	607 398	31.59	362 430	32.62	244 968	30.18
烧烫伤	37 654	1.96	21 076	1.90	16 578	2.04
颅脑损伤	64 019	3.33	38 054	3.43	25 965	3.20
内脏器官伤	32 327	1.68	18 349	1.65	13 978	1.72
其他	36 328	1.89	22 380	2.01	13 948	1.72
不清楚	9 314	0.48	5 663	0.51	3 651	0.45
合计	1 922 560	100.00	1 110 952	100.00	811 608	100.00

三、伤害严重程度

表 28　2023 年全国伤害监测系统病例分城乡的伤害严重程度构成

伤害严重程度	合计		城市		农村	
	例次	构成比 /%	例次	构成比 /%	例次	构成比 /%
轻度	1 441 764	74.99	1 014 967	74.93	426 797	75.13
中度	447 518	23.28	319 300	23.57	128 218	22.57
重度	33 278	1.73	20 232	1.49	13 046	2.30
合计	1 922 560	100.00	1 354 499	100.00	568 061	100.00

四、伤害结局

表 29　2023 年全国伤害监测系统病例分性别的伤害结局构成

伤害结局	合计		男性		女性	
	例次	构成比 /%	例次	构成比 /%	例次	构成比 /%
处理后离院	1 655 420	86.10	955 191	85.98	700 229	86.28
留观	46 559	2.42	27 189	2.45	19 370	2.39
转院	11 626	0.60	7 087	0.64	4 539	0.56
住院	202 776	10.55	117 732	10.60	85 044	10.48
死亡	1 416	0.07	927	0.08	489	0.06
其他	4 763	0.25	2 826	0.25	1 937	0.24
合计	1 922 560	100.00	1 110 952	100.00	811 608	100.00

表 30　2023 年全国伤害监测系统病例分城乡的伤害结局构成

伤害结局	合计		城市		农村	
	例次	构成比 /%	例次	构成比 /%	例次	构成比 /%
处理后离院	1 655 420	86.10	1 188 900	87.77	466 520	82.12
留观	46 559	2.42	30 231	2.23	16 328	2.87
转院	11 626	0.60	5 218	0.39	6 408	1.13
住院	202 776	10.55	126 839	9.36	75 937	13.37
死亡	1 416	0.07	653	0.05	763	0.13
其他	4 763	0.25	2 658	0.20	2 105	0.37
合计	1 922 560	100.00	1 354 499	100.00	568 061	100.00